Mí embarazo: secretos y algo más

Descargo de responsabilidad

Todo el material contenido en este libro se proporciona únicamente con fines educativos e informativos producto de mi experiencia como Enfermera y docente. No se puede asumir ninguna responsabilidad por cualquier resultado que se obetenga del uso de este material.

Mí embarazo: secretos y algo más

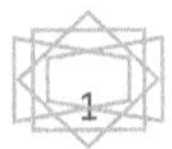

Mí embarazo: secretos y algo más

Aunque se ha hecho todo lo posible para proporcionar información que sea exacta y efectiva, la autora no asume ninguna responsabilidad por la exactitud o el uso o mal uso de esta información.

Le animamos a que imprima este libro para facilitar su lectura. Utilice esta información bajo su propio riesgo.

CONTENIDO

Mí embarazo: secretos y algo más

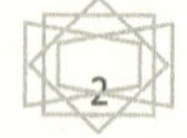

Mí embarazo: secretos y algo más

Mí embarazo: secretos y algo más

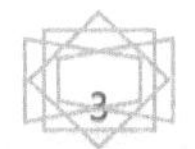

Mí embarazo: secretos y algo más

Introducción

Quedarse embarazada y dar a luz son dos de los mayores milagros de la vida así lo creen la mayoría de las mujeres, pues cuando se les pregunta: "¿Cuál fue el acontecimiento más memorable de tu vida?" responden "Cuando nació mi bebe"

Mí embarazo: secretos y algo más

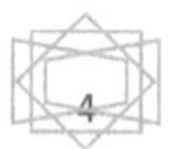

Mí embarazo: secretos y algo más

Esta etapa es como un regalo del cielo, no se puede negar las poderosas emociones que el embarazo y el parto pueden crear en los padres sin importar si es el primer hijo o los que siguen.

Sin embargo, mientras que el embarazo es glorioso y una experiencia gratificante, la dura verdad es que hay un aspecto de nutrición y condición física que no puede ser descuidado.

También hay otra cara de la moneda brillante. Muchas mujeres a menudo terminan sintiendo que el embarazo ha arruinado su silueta y que las estrías las han desfigurado asumen automáticamente que una vez que han dado a luz, sus cuerpos nunca volverán a tener la forma que tenían originalmente. El aumento de peso, las estrías, la pérdida de atractivo sexual, etc. son consecuencias negativas que las mujeres consideran como una compensación por tener un bebé.

Nada más lejos de la realidad.

Mí embarazo: secretos y algo más

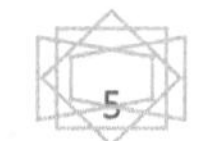

5

Mí embarazo: secretos y algo más

Sí.... el embarazo resultará en aumento de peso. Esto es natural y, de hecho, es saludable. Sin embargo, el aumento de peso se puede mantener sin dejar que se salga de control.

Todo el peso que se gana durante el embarazo se puede perder después del embarazo. Después de todo, es sólo grasa y los principios de la pérdida de grasa están grabados en piedra, independientemente de si se trata de una mujer embarazada o de un hombre obeso.

Te llevará tiempo deshacerte de la grasa... pero no hay prisa. Lento y constante ganaras la carrera. Con paciencia y persistencia, tu puedes definitivamente perder el exceso de grasa después del parto.

Si persiste, puedes ponerte en forma y estar en mejor forma después del parto que antes. Tu cuerpo es un organismo maravilloso y se adaptará a cualquier exigencia que le pongas.

Mí embarazo: secretos y algo más

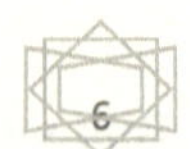

Mí embarazo: secretos y algo más

Lo que realmente importa es que creas que se puede lograr. Debes dejar cualquier creencia falsa de que el embarazo y el parto te convierten en una mujer con sobrepeso, gordita o poco atractiva.

El estado natural de las cosas significará que aumentarás de peso durante el embarazo y lo perderás todo después del parto.

Incluso las celebridades más famosas del mundo han dicho lo siguiente sobre el embarazo y el aumento de peso.

"Tienes que comer para alimentar a tu bebé. Y tengo una niña, así que quiero que vea algún día por qué su mamá tiene buena autoestima y buenos problemas corporales. A veces te deprime, no voy a mentir. He tenido días en los que estoy como, uff desearía que esto fuera más fácil'. Pero no lo es, y eso está bien". - Jennifer Love Hewitt

"Me lo tomo semana tras semana para no frustrarme conmigo mismo. Si tuviera una meta a largo plazo y sólo pensara en eso, creo que me retrasaría más". - Jessica Simpson

Mí embarazo: secretos y algo más

Mí embarazo: secretos y algo más

"Creo que si le preguntas a una madre embarazada, son como: "Quiero mi cuerpo de vuelta". Pero lleva tiempo. Lleva nueve meses para que tu cuerpo se ponga así, y está aumentando de peso a propósito. En el momento en que empiezo a bajar como, ``¿Qué le pasó a mi cuerpo?' Miro a mi hermoso bebé y nunca he estado más agradecido por este cuerpo que ahora...? - Hillary Duff

El punto a sacar de todo esto es que es normal ganar peso y toma tiempo perderlo. ¿Se sentirá deprimida de vez en cuando? Sí, lo harás. Pero persistirás y, en última instancia, obtendrás el cuerpo que deseas

Hay mucho más que perder peso después del parto. También necesitarás saber cómo comer bien durante el embarazo, cómo para hacer ciertos ejercicios para mantenerte en forma y fuerte, qué tipos de suplementos usar, etc.

Este libro te dará consejos útiles y técnicas que puedes utilizar para mantenerte saludable y en forma durante y después de tu embarazo.

Mí embarazo: secretos y algo más

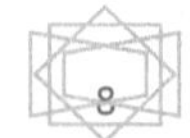

Mí embarazo: secretos y algo más

Ten en cuenta que todo esto es sólo un consejo. Sólo funcionará si te adhieres y aplicas la información de este libro a tu vida

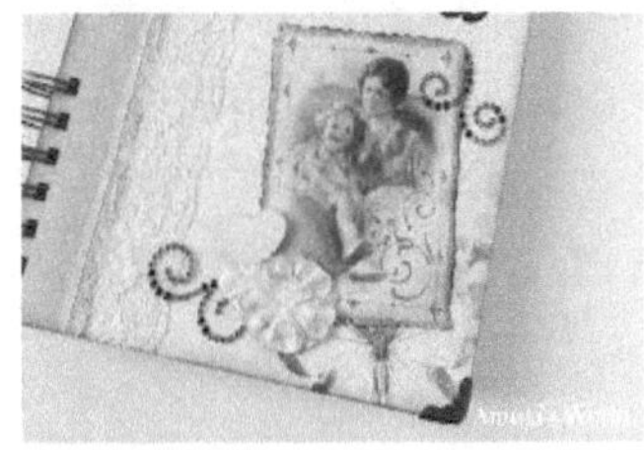

¿Estás preparada?

Feliz lectura!!!!!!

Capítulo 1 - Pre-concepción: Lo que necesitas saber

Mí embarazo: secretos y algo más

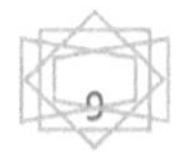

Mí embarazo: secretos y algo más

Antes de quedar embarazada, debes saber que tu salud, hábitos, dieta, nivel de condición física y muchos otros factores afectarán directa o indirectamente tu embarazo y el desarrollo fetal. El ideal es prepararse concienzudamente para enfrentar esta etapa con responsabilidad y armonía, cada pareja debe estar en la total capacidad de entender el proceso y como cambiara su dinámica a partir del momento en que la prueba salga positiva.

El cambio de hábitos no solo será para la mujer, también lo es para su pareja pues directa o indirectamente está involucrada en cada una de las etapas. Un ejemplo serían las mujeres embarazadas que tienen el hábito de fumar o su pareja fumadora, esto pude hacer mucho daño tanto a la madre como al niño en formación.

Si deciden embarazarse, deben eliminar todos sus hábitos negativos antes de la concepción.

Idealmente, debes hacer más ejercicio, comer una dieta limpia, evitar el alcohol y fumar es definitivamente un no-no.

Mí embarazo: secretos y algo más

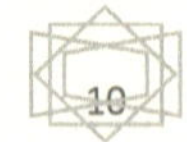

Mí embarazo: secretos y algo más

Si tienes algún problema con el abuso de sustancias, etc., debes eliminar todo esto antes de planear tener un bebé.

Una nutrición adecuada es crucial en las etapas previas a la concepción y durante el embarazo.

El inocente bebé alojado en tu vientre es físicamente incapaz de mantenerse a sí mismo. Toda la comida y nutrición que recibe es determinada por ti y tus hábitos nutricionales. Seguramente sólo quieres lo mejor para tu bebé.

El feto tampoco muestra signos visibles de desnutrición durante los controles mensuales. Esto significa que ni siquiera tu médico podrá determinar si el bebé está recibiendo todos los nutrientes que necesita.

Por lo tanto, tendrás que asegurarte de que estás comiendo lo suficiente para dos y obteniendo todas las vitaminas y nutrientes necesarios. Sólo siendo proactivo y tomando un

Mí embarazo: secretos y algo más

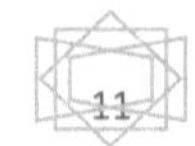

Mí embarazo: secretos y algo más

interés activo en tu nutrición serás capaz de mantener al bebé y a ti misma saludables y felices.

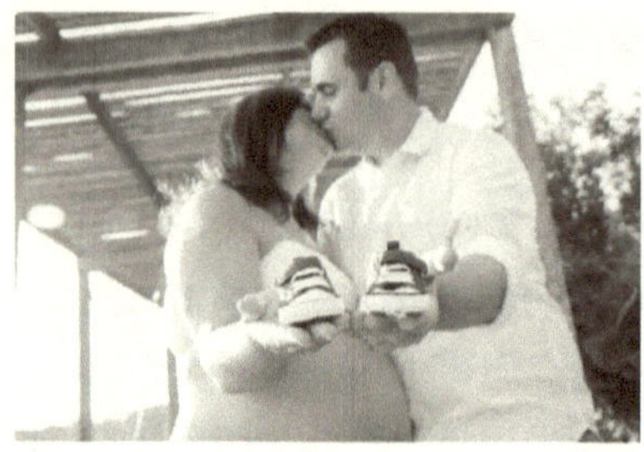

Aquí hay algunos consejos si estás en la etapa de preconcepción.

- No fumar y no beber alcohol No hay negociación aquí!!!!!

- Consumir 400 a 800 microgramos (400 a 800 mcg o 0.4 a 0.8 mg) de ácido fólico diariamente. El ácido fólico reduce el riesgo de defectos de nacimiento relacionados con la columna vertebral y el cerebro.

- Controla tus otros problemas de salud

Mí embarazo: secretos y algo más

Mí embarazo: secretos y algo más

Si eres diabético, obeso, tiene asma, etc., debe tener todos estos problemas bajo control antes de quedar embarazada. Todos estos problemas de salud pueden causar complicaciones en el embarazo.

- Ponerse en forma y saludable Haz más ejercicio. Aumente tu fuerza y resistencia. Cuando estás embarazada, será más fácil para tu cuerpo si eres fuerte y saludable.

- Pídele a tu pareja que desempeñe un papel activo

Si tu pareja fuma o participa en actividades perjudiciales, debe tratar de dejar de fumar por el bien del bebé.

Por lo menos, si no pueden dejar de fumar, no deben fumar cerca de ti ni tentarlo consumiendo alcohol a su alrededor.

Mí embarazo: secretos y algo más

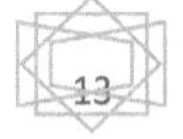

Mí embarazo: secretos y algo más

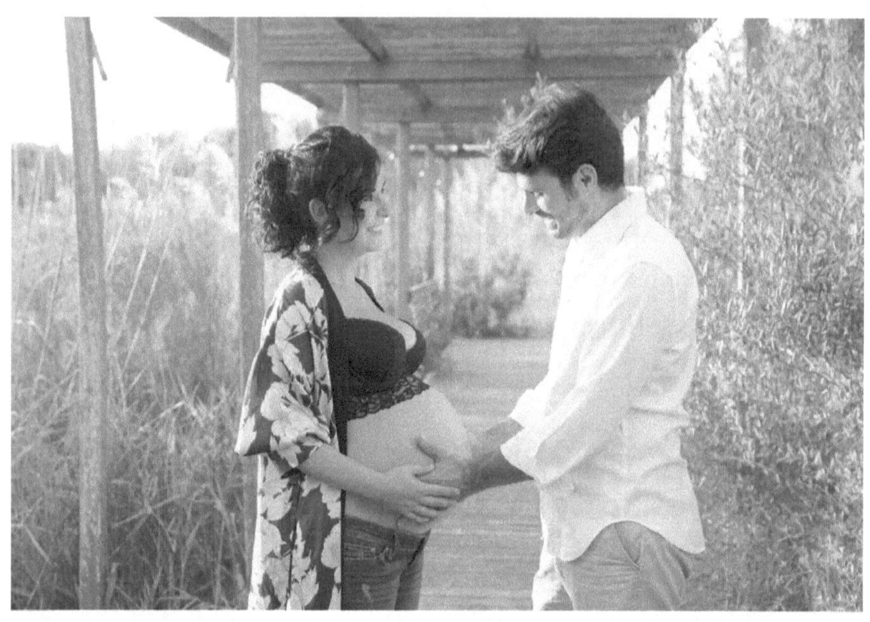

Capítulo 2 - La nutrición y los mejores alimentos para comer durante el embarazo

Mí embarazo: secretos y algo más

Mí embarazo: secretos y algo más

El antiguo médico griego, Hipócrates, dijo una vez: "Que la comida sea tu medicina y que la medicina sea tu comida". Esto definitivamente es cierto cuando estás embarazada. Una dieta limpia y saludable hará maravillas para ti y tu bebé.

Vivimos en una sociedad que está asfixiada por una plétora de opciones alimentarias. La dura verdad es que la mayoría de estos alimentos son perjudiciales para nuestros cuerpos a largo plazo pues contienen aditivos, conservantes y otros productos químicos que se tornan perjudiciales, la proliferación de alimentos procesados, comida chatarra, alimentos genéticamente modificados, etc. son parte de nuestra dieta en estos días y están causando estragos en nuestra salud.

 La obesidad se ha convertido en una epidemia que afecta al ser humano a cualquier edad. El número de personas que sufren de diabetes, colesterol alto, problemas digestivos, etc. se ha disparado en todo el planeta, teniendo como principal causa una dieta poco saludable y la no práctica de hábitos saludables.

Mí embarazo: secretos y algo más

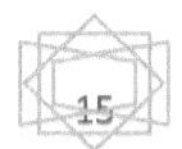

Mi embarazo: secretos y algo más

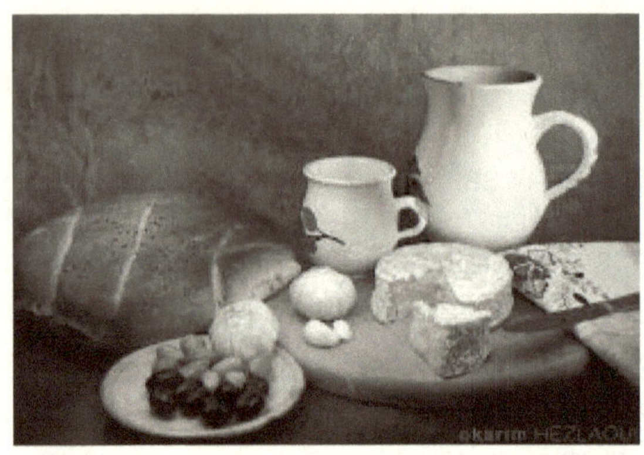

Cambiar la dieta y comer limpio es una tarea titánica, no puedes hacerlo de la noche a la mañana y ni siquiera piensas que la fuerza de voluntad funcionará necesitarás hacer pequeños cambios en tu dieta gradualmente hasta que formes los hábitos de comer bien. Por eso, es imperativo que empieces a hacer estos cambios 3 meses antes de quedarte embarazada. De esta manera serás capaz de llevar una dieta saludable relativamente suave y fácil.

¿Cuántas calorías debo consumir?

Mi embarazo: secretos y algo más

Mí embarazo: secretos y algo más

Muchas mujeres se preguntan sobre esto. No quieren consumir demasiadas calorías por miedo a engordar.... pero después tienen todos estos antojos repentinos de comida que parecían salir de la nada.

Lo primero que debes tener en cuenta - NO te obsesione con tus calorías cuando estás embarazada. Ahora no es el momento de analizar y contar tus calorías. El embarazo te da el permiso de tomarte 9 meses de descanso del conteo de calorías y agonizar sobre los números. Dicho esto, tampoco es un pase libre para atiborrarse de cualquier alimento que se te presente.

Come suficiente comida pero la comida apropiada. Restringir tus calorías podría perjudicar potencialmente a tu bebé.

El bajo peso al nacer, el desarrollo fetal deficiente, la debilidad de la madre, etc., suelen estar relacionados con el consumo insuficiente de alimentos. Recuerda siempre, cualquier peso que ganes puede ser quemado después del parto.

Sin embargo, una advertencia: si consumes demasiadas calorías, también hay problemas. Aumentarás demasiado

Mí embarazo: secretos y algo más

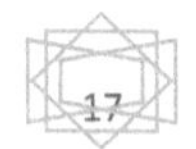

Mi embarazo: secretos y algo más

peso, lo que la pondrá en riesgo de diabetes, problemas cardíacos, parto prematuro, preeclamsia, etc.

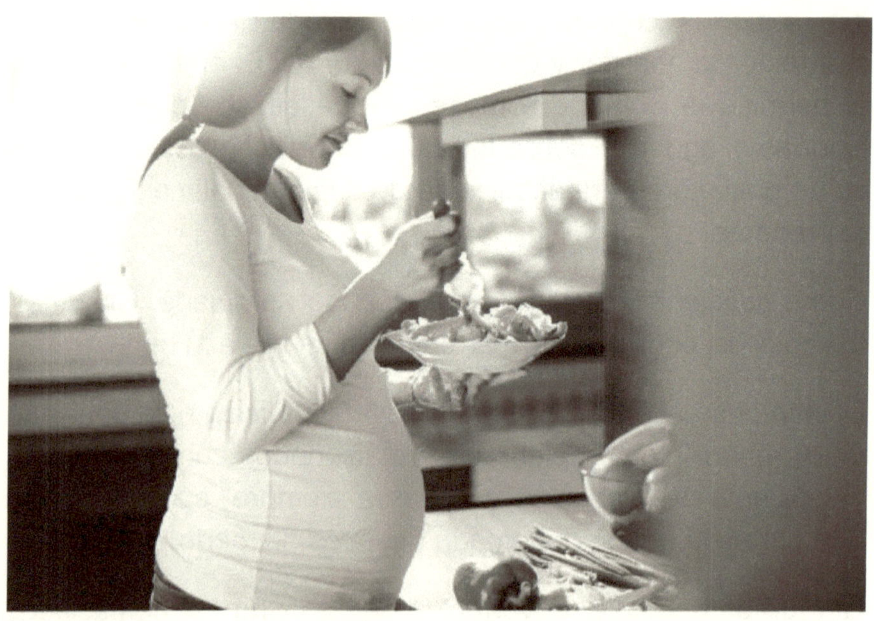

Mi embarazo: secretos y algo más

Mí embarazo: secretos y algo más

Todo se trata de equilibrio. Come lo suficiente para ti y para tu bebé. Come saludablemente y con moderación.

Antes de seguir adelante, deberás calcular la ingesta calórica diaria recomendada antes del embarazo. En realidad, esto es sólo su requerimiento calórico normal si no estaba embarazada.

Puede encontrar esto en http://www.freedieting.com/tools/calorie_calculator.htm

Ahora veremos los alimentos que debes consumir durante el embarazo. La verdad sea dicha, los alimentos saludables son alimentos saludables ya sea que estés embarazada o no. No

Mí embarazo: secretos y algo más

Mí embarazo: secretos y algo más

importa si eres hombre, mujer, joven o viejo.... Una buena elección de alimentos siempre es beneficiosa.

La única diferencia es que ahora estás embarazada y es aún más importante comer bien porque otra vida depende y se ve afectada por tus elecciones de comida. Sí.... la presión está alta.

Alimentos que debes comer

En la industria del fitness, hay un dicho: "Las calorías no se crean igual".

Esto significa que podrías comer 300 calorías de diferentes alimentos y tener un mundo de resultados diferentes. Por ejemplo, si comías 2 plátanos y 2 manzanas al día, que serían aproximadamente 300 calorías. ¿Y si obtuviste las 300 calorías de dos bolas de helado de chocolate? ¿Serían los mismos beneficios? ¿Adivina cuál será mejor para su bebé?

Mí embarazo: secretos y algo más

Mi embarazo: secretos y algo más

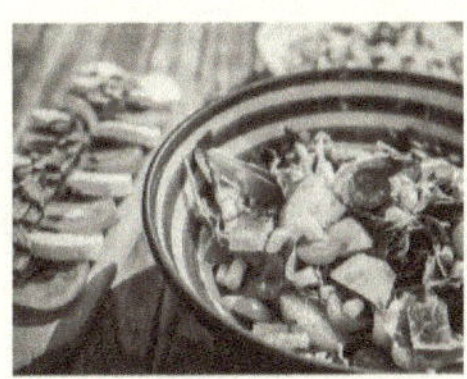

1.   Come alimentos integrales

Los alimentos integrales también podrían llamarse alimentos de un solo ingrediente. Por ejemplo, un brócoli es un alimento de un solo ingrediente.

Lo coges... sabes lo que es... y sabes que creció desde el suelo.

Ahora veamos el pan blanco

Mi embarazo: secretos y algo más

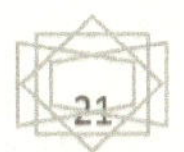

Mí embarazo: secretos y algo más

La mayoría de la gente no tiene ni idea de cómo se hizo, qué ingredientes se usaron... y, de todos modos, ¿cómo es que consiguieron que el pan fuera tan blanco?

En el momento en que no tienes ni idea de lo que entra en la comida, es mejor que la evites. El pan blanco utiliza harina refinada que se blanquea y todo tipo de ingredientes artificiales se utilizan para hacer un pan.

Nada de esto le está haciendo ningún favor a tu cuerpo. Evita los alimentos procesados y consume alimentos naturales.

Mí embarazo: secretos y algo más

Mí embarazo: secretos y algo más

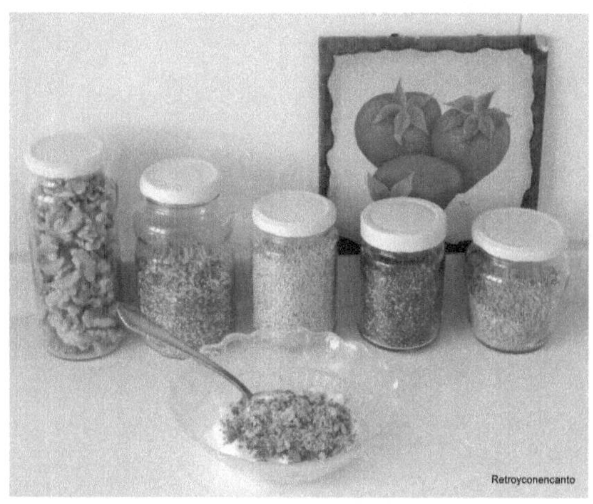

2.   Come frutas y verduras

Esto es de sentido común. Todos sabemos que las frutas y verduras contienen una tonelada de vitaminas y minerales que nos hacen bien. Se consistente con tu dieta. Debes comer esto todos los días.

No puedes comer 7 manzanas el sábado y esperar que se haga el trabajo. No funciona de esa manera. La consistencia es la clave.

Mí embarazo: secretos y algo más

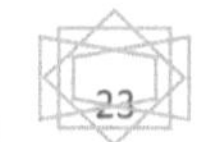

Mi embarazo: secretos y algo más

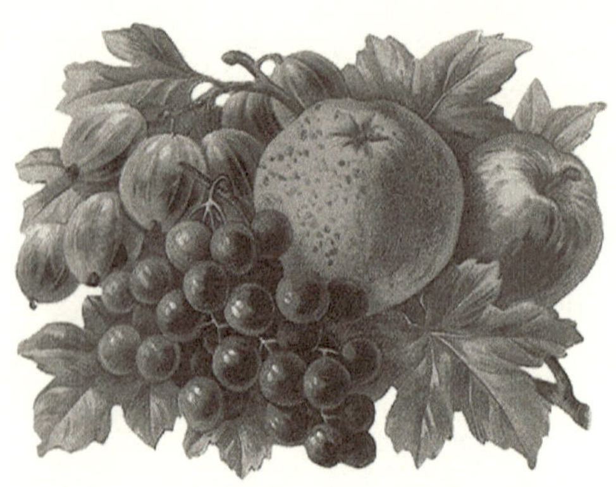

3.   Asegúrate de que sólo estás comiendo buenos carbohidratos

Los carbohidratos han recibido una mala reputación a lo largo de los años. La verdad es que los carbohidratos son esenciales para nosotros. Esto es especialmente cierto cuando estás embarazada. Los carbohidratos te dan energía

Mi embarazo: secretos y algo más

Mi embarazo: secretos y algo más

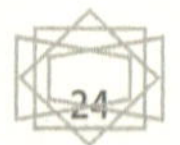

Mí embarazo: secretos y algo más

y constituyen una parte considerable de las calorías que necesitas.

Lo que importa es que consumas carbohidratos de fuentes saludables. Las frutas, las verduras, los panes integrales, las papas, la avena, la quinua, el arroz integral, etc. son excelentes fuentes de carbohidratos.

Las pizzas, el pan blanco, los productos de harina blanca, etc. son carbohidratos malos que deben evitarse.

4.   Come suficiente proteína

Éstos también son esenciales. Obtén tus proteínas de carnes magras, huevos, carne de res y frijoles. Una vez más, concéntrate en el requisito del "ingrediente único". Algunos cortes de pechuga de pollo magra son buenos. Un nugget de

Mí embarazo: secretos y algo más

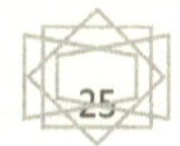

pollo NO es bueno. Un trozo de carne es bueno. Unas pocas salchichas NO son buenas.

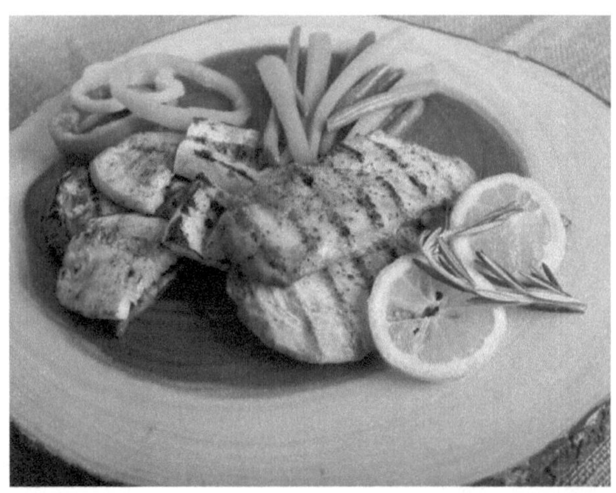

5.   Trata de mantener una dieta orgánica si es posible.

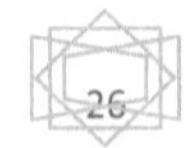

Mí embarazo: secretos y algo más

Aunque esto puede ser un poco costoso, es muy beneficioso. Si puedes permitirte el lujo de comer alimentos orgánicos durante los 9 meses que estás embarazada, aprovecha cada una de las opciones.

Los alimentos orgánicos no contienen pesticidas ni fertilizantes sintéticos.

En el caso de que tu presupuesto no te permita adquirir alimentos completamente orgánicos, entonces asegúrate de que algunos de los alimentos que consumes lo sean.

Se ha descubierto que alimentos como las manzanas, los pimientos, el apio, las cerezas, las uvas, las nectarinas, los melocotones, las peras, las patatas, las frambuesas, las espinacas y las fresas contienen altos niveles de plaguicidas. Así que, trata de que los que consumes sean orgánicos, si puedes.

6.	Come el tipo correcto de grasa

Mí embarazo: secretos y algo más

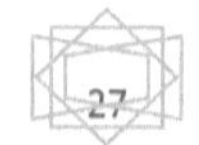

Mí embarazo: secretos y algo más

El aceite de oliva virgen extra y el aceite de coco virgen son dos de los mejores tipos de grasa que se pueden consumir. De hecho, de los dos, el aceite de coco es mejor.

Las grasas saturadas se encuentran en la carne y en productos animales como la mantequilla. Estos deben consumirse con moderación.

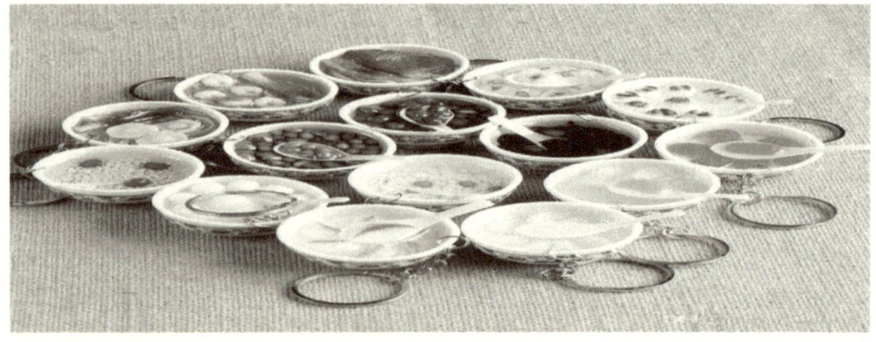

A continuación encontraras un listado de cada nutriente y la fuente en donde encontrarla para que puedas hacer una combinación nutricional adecuada a tu estado y presupuesto

Vitamina A

Mí embarazo: secretos y algo más

Mí embarazo: secretos y algo más

Hígado, zanahorias, batatas, col rizada, espinacas, col rizada, melón, huevos, mangos y guisantes.

Vitamina B6

Cereales fortificados, plátanos, papas al horno, sandía, garbanzos y pechuga de pollo

Vitamina B12

Carnes rojas, aves, pescado, mariscos, huevos y productos lácteos

Vitamina C

Cítricos, frambuesas, pimientos, judías verdes, fresas, papaya, papas, brócoli y tomates.

Calcio

Mí embarazo: secretos y algo más

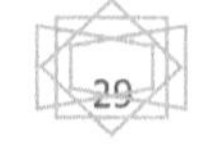

Mí embarazo: secretos y algo más

Productos lácteos, jugos fortificados, mantequillas fortificadas y cereales fortificados, espinacas, brócoli, okra, batatas, lentejas, tofu, col china, col rizada y brócoli.

Vitamina D

Leche, cereales fortificados, huevos y pescado graso (salmón, bagre y caballa)

Vitamina E

Aceite vegetal, germen de trigo, nueces, espinacas y cereales enriquecidos

Ácido fólico

Naranjas, zumo de naranja, fresas, hortalizas de hoja, espinacas, remolachas, brócoli, coliflor, guisantes, pasta, judías, nueces y semillas de girasol.

Hierro

Carnes rojas y aves, legumbres, verduras, algunos granos y cereales fortificados

Mí embarazo: secretos y algo más

Mi embarazo: secretos y algo más

Niacina (vitamina B3)

Huevos, carnes, pescado, cacahuetes, granos enteros, productos de panadería, cereales fortificados y leche.

Proteína

Frijoles, aves, carne roja, pescado, mariscos, huevos, leche, queso, tofu, yogur, barras de cereales fortificadas y proteínas.

Riboflavina (vitamina B2)

Granos enteros, productos lácteos, carne roja, cerdo, aves, pescado, cereales fortificados y huevos.

Tiamina (Vitamina B1)

Granos enteros, cerdo, cereales fortificados, germen de trigo y huevos

Zinc

Mi embarazo: secretos y algo más

Mí embarazo: secretos y algo más

Carnes rojas, aves, frijoles, nueces, granos, ostras, productos lácteos y cereales fortificados

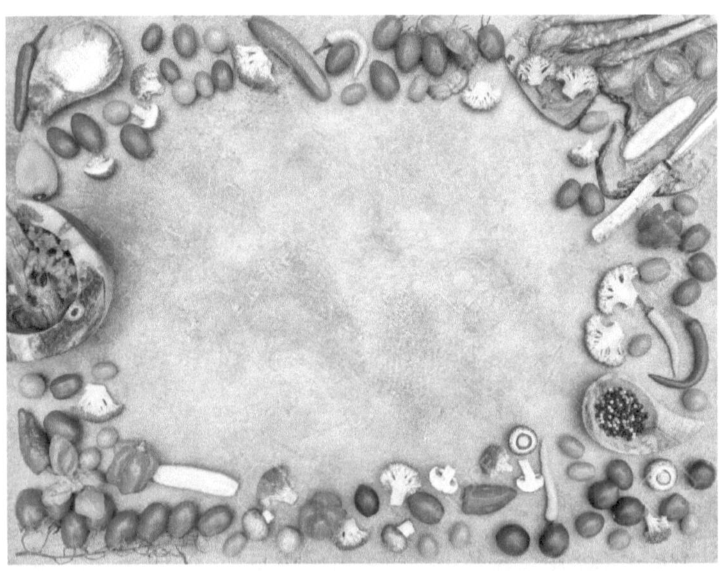

Mí embarazo: secretos y algo más

Mí embarazo: secretos y algo más

Capítulo 3 - Suplementos antes y durante el embarazo

Además de los alimentos, tu cuerpo también necesitará suplementos. Es extremadamente difícil obtener todos los nutrientes, vitaminas y minerales necesarios que tu cuerpo necesita sólo de los alimentos.

Tu dieta tendrá que ser variada y tu conocimiento de la nutrición tendrá que ser bueno para obtener una dieta completamente equilibrada y sin deficiencias.

La mayoría de las mujeres simplemente no tienen el tiempo para vigilar su dieta como un halcón y notar las diferentes vitaminas que están tomando. Por eso consumiendo suplementos, serás capaz de tomar el control de una dieta que es deficiente en unas pocas vitaminas y minerales.

Mí embarazo: secretos y algo más

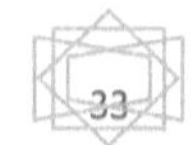

Mí embarazo: secretos y algo más

Sin embargo, algunos conocimientos básicos serían muy útiles. Cuando entiendes lo que estás comiendo, cuánto debes comer, por qué lo estás comiendo.... la nutrición durante el embarazo será exitosa.

Hay una lista más abajo con 14 suplementos importantes que debes consumir. Ten en cuenta que las cantidades diarias recomendadas son sólo una estimación aproximada. Habla con tu médico y adapta tu ingesta de suplementos para que se adapte mejor a tus necesidades.

Otro punto que debes tener en cuenta es que hay consecuencias negativas de una sobredosis de vitaminas específicas. Esto generalmente ocurre al comer alimentos que contienen cierta vitamina y al consumir suplementos que también contienen esa vitamina. Ahora hay un excedente en tu cuerpo.

Mí embarazo: secretos y algo más

Mí embarazo: secretos y algo más

Por eso es importante que durante tus citas prenatales le digas a tu médico qué estás comiendo y qué vitaminas, medicamentos y suplementos (incluso a base de hierbas) estás tomando también.

Esto les ayudará a evaluar tu dieta. No omitas ningún detalle por insignificante que crea que es.

Estos son los suplementos que necesitarás.

1.   Vitamina A

La vitamina A es crucial para el desarrollo de los huesos, dientes, corazón, oídos, ojos y sistema inmunológico del bebé. Intente consumir al menos 770 microgramos (o 2565 UI, como se indica en las etiquetas nutricionales) de vitamina A al día. Esto se duplicará cuando se amamanta a 1300 microgramos (4,330 UI).

Mí embarazo: secretos y algo más

 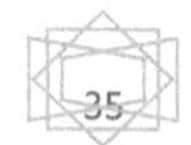

Mí embarazo: secretos y algo más

La sobredosis de vitamina A puede causar defectos de nacimiento y toxicidad hepática. NO consuma más de 3000 mcg (10,000 IU) por día.

La vitamina A se puede encontrar en el hígado, las zanahorias, las batatas, la col rizada de espinaca, el melón, los huevos, los mangos y los guisantes.

2.   Vitamina B6

Esta vitamina, también conocida como piridoxina, ayuda al desarrollo del cerebro y del sistema nervioso del bebé. También estimula el crecimiento de nuevos glóbulos rojos tanto en la madre como en el bebé. Algunas mujeres informan

Mí embarazo: secretos y algo más

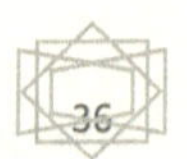

Mí embarazo: secretos y algo más

que la vitamina B6 ha ayudado a aliviar las náuseas matutinas.

Las mujeres embarazadas deben consumir al menos 1,9 mg al día de vitamina B6. Esa cantidad aumenta ligeramente al amamantar a 2.0 mg por día.

La vitamina B6 se encuentra en los cereales fortificados, así como en los plátanos, las patatas asadas, la sandía, los garbanzos y las pechugas de pollo.

3.   Vitamina B12

La vitamina B12 trabaja junto con el ácido fólico para ayudar en la producción de glóbulos rojos sanos y promueve el desarrollo de un cerebro y sistema nervioso saludables en el bebé.

El cuerpo generalmente tiene suficientes reservas de B12 y es muy raro tener una deficiencia de B12.

Mí embarazo: secretos y algo más

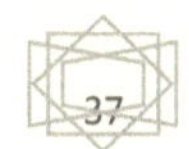

Mí embarazo: secretos y algo más

Las mujeres embarazadas deben consumir al menos 2.6 mcg (104 IU) de B12 por día, las madres lactantes 2.8 mcg (112 IU).

Puede encontrarse en carnes rojas, aves, pescados, mariscos, huevos y productos lácteos.

4.   Vitamina C

Probablemente la más famosa de todas las vitaminas, la vitamina C ayudará tanto a la mamá como al bebé a absorber el hierro y construir un sistema inmunológico saludable. Aparte de eso, mantendrá las células unidas y ayudará al cuerpo a construir tejido.

Las mujeres embarazadas deben consumir al menos 80-85 mg de vitamina C al día, y las madres lactantes no menos de 120 mg al día.

Mí embarazo: secretos y algo más

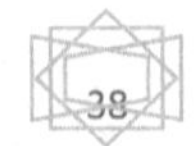

Mí embarazo: secretos y algo más

La vitamina C se puede encontrar en los cítricos, frambuesas, pimientos, judías verdes, fresas, papaya, papas, brócoli y tomates, así como en muchas pastillas para la tos y otros suplementos.

5.   Calcio

Esta mineral es crucial para construir los huesos de su bebé y promueve el funcionamiento óptimo del cerebro y el corazón del bebé.

Las mujeres embarazadas deben consumir al menos 1200 mg de calcio al día, las madres lactantes 1000 mg al día.

El calcio se encuentra en los productos lácteos, como la leche, el queso, el yogur y, en menor medida, el helado, así como en los zumos fortificados, la mantequilla y los cereales, las espinacas, el brócoli, el quimbombó, las batatas, las lentejas, el tofu, el repollo chino, la col china, la col rizada y el

Mí embarazo: secretos y algo más

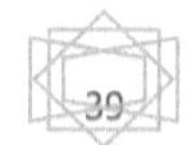

brócoli. También está ampliamente disponible en forma de suplemento.

6.   Vitamina D

La vitamina D ayuda en la absorción del calcio. Esto llevará a tener huesos sanos tanto en la madre como en el niño.

Las mujeres que están embarazadas o amamantando deben consumir por lo menos 2000 UI de vitamina D al día.

Los bebés generalmente requieren más vitamina D que los adultos. Su médico puede recomendar un suplemento de vitamina D y la fórmula para bebés también está fortificada con vitamina D.

La vitamina D rara vez se encuentra en cantidades suficientes en los alimentos comunes. Sin embargo, puede encontrarse en la leche (la mayor parte de la leche está fortificada), así como en cereales fortificados, huevos y pescados grasos

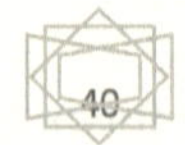

Mí embarazo: secretos y algo más

como el salmón, el bagre y la caballa. La vitamina D también se encuentra en la luz del sol, por lo que las mujeres y los niños tienen una leve deficiencia de vitamina D.

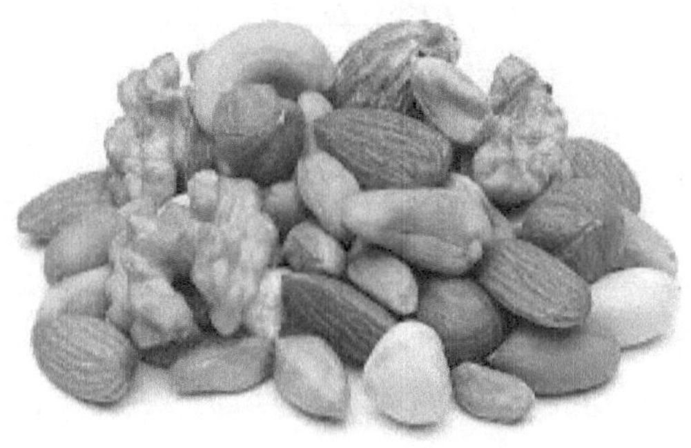

Capítulo 4 - Nutrición y salud durante el embarazo

Mí embarazo: secretos y algo más

Mi embarazo: secretos y algo más

En este capítulo se desglosa la nutrición y el ejercicio dependiendo de cada trimestre.

A estas alturas, debes estar consciente de los alimentos que debes consumir y debes darte cuenta de que mantenerse activa ayuda durante el embarazo.

Por lo tanto, este capítulo tratará más sobre cómo tomar medidas y la aplicación de la información nutricional proporcionada anteriormente. También se te dirá qué ejercicios debes hacer para ayudarte.

Para poder poner en práctica esta parte es indispensable que hayas leído con atención el contenido anterior y de esta manera podrás aprovechar al máximo cada uno de los tips que te daré

Mi embarazo: secretos y algo más

Mí embarazo: secretos y algo más

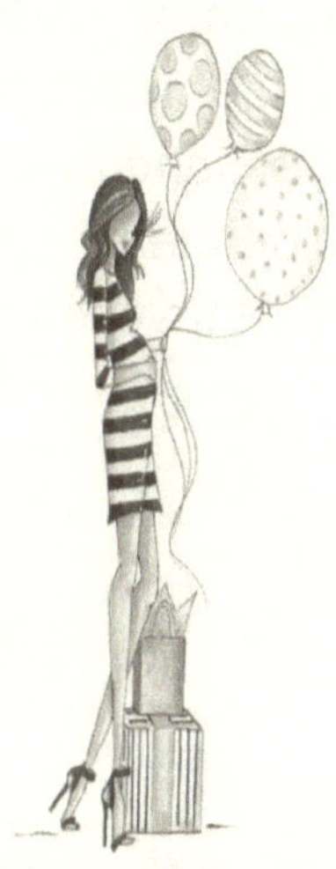

El Primer Trimestre - Consejos de Nutrición y Ejercicio

Nutrición

Mí embarazo: secretos y algo más

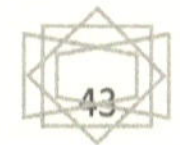

Mi embarazo: secretos y algo más

Durante el primer trimestre, tu consumo de calorías no tiene que aumentar significativamente. Sin embargo, debes asegurarte de que estás obteniendo todas las vitaminas, minerales, etc. correctos Esto es especialmente cierto para el ácido fólico. NO debes estar a dieta o tratando de mantener tu peso bajo. Es normal que aumentes de peso durante el primer trimestre. Disfruta el proceso del embarazo.

No luches por razones de vanidad.

Ejercicio

Tu fuerza y resistencia antes de quedar embarazada determinará la cantidad de ejercicio que puedas hacer durante el primer trimestre.

Existe una falacia de que las mujeres embarazadas no deben hacer ejercicio por temor a lesionar a su bebé. Esto no es cierto. El embarazo no es una excusa para convertirse en una patata de sofá.

Mi embarazo: secretos y algo más

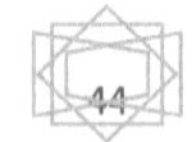

Mi embarazo: secretos y algo más

De hecho, tu embarazo será más fácil si eres moderadamente activa. La palabra clave aquí es moderadamente.

Evita todos los regímenes de entrenamiento de alto impacto como HIIT, Crossfit o Tabata durante el primer trimestre.

Una de las mejores formas de ejercicio que puedes hacer es caminar a paso ligero. De hecho, el simple hecho de hacer una caminata diaria de 30 minutos puede ser muy beneficioso. Pídele a tu pareja que te siga también para que tengas compañía y haya algo de tiempo para establecer lazos afectivos.

Si eras muy activa antes de tu embarazo todavía puedes participar en sesiones cardiovasculares siempre y cuando sean de bajo impacto. Una bicicleta estacionaria es una buena forma de sudar.

La natación también es excelente. Es de bajo impacto y, sin embargo, muy eficaz.

Mi embarazo: secretos y algo más

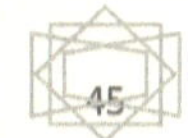

Mí embarazo: secretos y algo más

Se deben evitar los ejercicios de alto impacto como el kickboxing, los saltos, los entrenamientos de cuerpo entero, etc.

No hagas ejercicio hasta el punto en que te quedes sin aliento y jadeando por aire. Tu objetivo es ser activa... No se estás entrenando para las Olimpiadas. Se trata más de actividad que de logros. Evita los entrenamientos extenuantes.

Mí embarazo: secretos y algo más

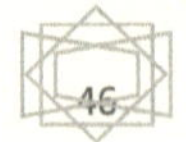

Mi embarazo: secretos y algo más

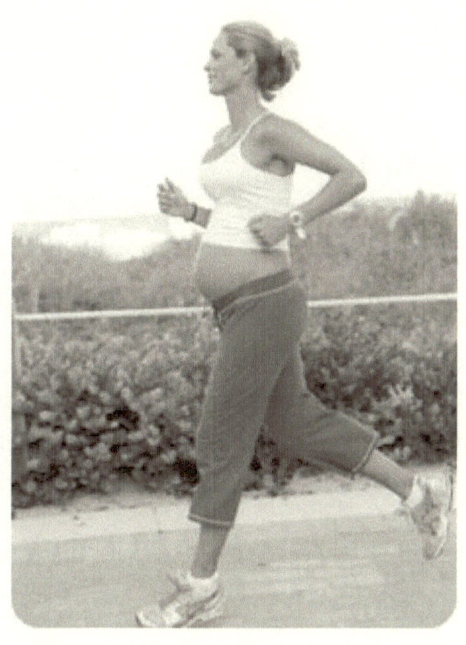

El Segundo Trimestre - Consejos de Nutrición y Ejercicio

Mi embarazo: secretos y algo más

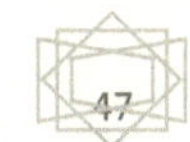

Mí embarazo: secretos y algo más

Nutrición

En cuanto a lo que se supone que debes comer, las opciones de comida serán las mismas para los 3 trimestres. La única diferencia es que las calorías varían.

 A medida que pasa el segundo y tercer trimestre, debes aumentar tu ingesta calórica diaria en 300 calorías. Esto ayudará a compensar la creciente tasa de crecimiento de tu bebé. Si tu ingesta calórica antes del embarazo era de 1800 calorías, debería consumir 2100 calorías al día.

Si fueran 1400 calorías, deberías consumir 1700 calorías, y así sucesivamente.

¿Va a aumentar de peso? Sí, definitivamente.

¿Te parece bien? Puedes apostar a que sí. Ahora no es el momento de preocuparte por perder peso.

De hecho, es saludable ganar algo de peso durante el embarazo. Come los alimentos correctos y come más para

Mí embarazo: secretos y algo más

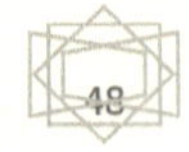

Mí embarazo: secretos y algo más

que haya suficientes calorías y nutrientes en tu cuerpo tanto para ti como para tu bebé.

Ejercicio

A diferencia del primer trimestre, la mayoría de las mujeres no experimentan náuseas o fatiga matutinas. El cuerpo se ha adaptado al embarazo y normalmente eso significa más energía.

Probablemente deberías sentir que tienes más energía en tu segundo trimestre.

Eso significará que puedes ser más activa. Por supuesto, la misma regla se aplica a los ejercicios de bajo impacto. Sin embargo, ahora tu debes tratar de incorporar ejercicios de entrenamiento de fuerza en tu régimen.

Presta más atención a los ejercicios que tonifican los músculos de la espalda, el cuello y las piernas. El embarazo ejercerá cierta presión sobre todos estos músculos. A menudo

Mí embarazo: secretos y algo más

Mí embarazo: secretos y algo más

se oye hablar de mujeres embarazadas que se quejan de que les duelen la espalda, el cuello y las piernas o se sienten cansadas. Ahora ya sabes por qué.

Estos son algunos de los mejores ejercicios de fortalecimiento que puedes hacer durante el segundo trimestre. Si no sabes cómo hacerlo, siempre puedes buscarlos en Google o en YouTube.

- Sentadillas

- Intensificación

- Saltos

- Tablas laterales modificadas (rodillas a 90 grados sobre el suelo)

- Perro de caza

- Rizos de bíceps/tríceps

- Estiramiento de la pantorrilla con la pierna recta

Mí embarazo: secretos y algo más

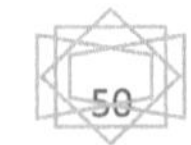

Mí embarazo: secretos y algo más

- Estiramiento del flexor de la cadera

En cuanto al ejercicio cardiovascular, puedes continuar con tus sesiones de caminata o de ejercicios de bicicleta estacionaria.

Lo que pasa con el ejercicio es que realmente depende del individuo. Hay mujeres que son extremadamente deportistas antes del embarazo y pueden correr o incluso practicar deportes durante el embarazo. ¿Esto es aconsejable? Depende. Sólo tú conocerás tus propias capacidades. Lo ideal es evitar los deportes de contacto.

La mejor persona para hablar contigo será tu médico. Él/ella podrá aconsejarte sobre el mejor tipo de ejercicios que mejor se adapten a tus necesidades.

Por lo general, a la mayoría de las mujeres les va bien caminando o haciendo una bicicleta estacionaria. Realmente no hay necesidad de exagerar o tratar de probar que el embarazo no la está frenando.

Mí embarazo: secretos y algo más

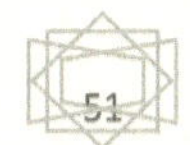

Mí embarazo: secretos y algo más

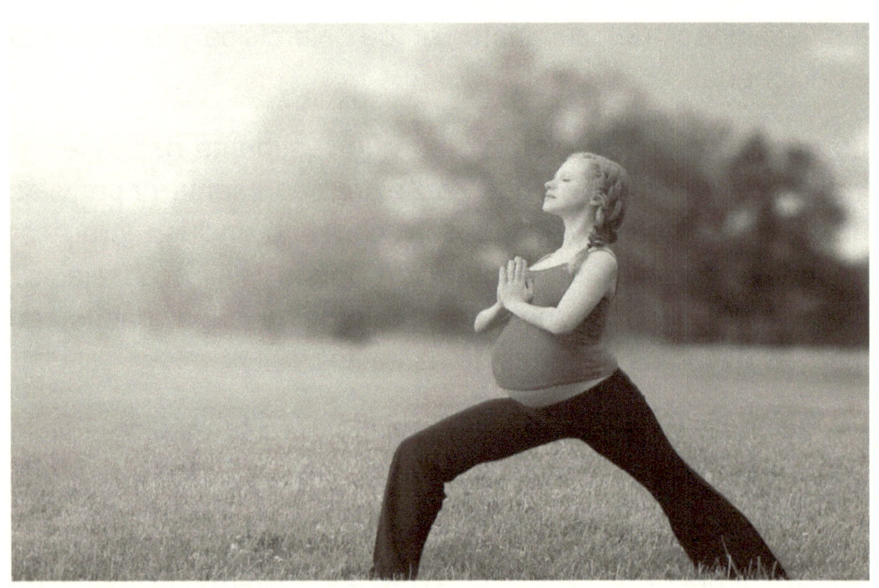

Mí embarazo: secretos y algo más

Mí embarazo: secretos y algo más

El Tercer Trimestre - Nutrición y Consejos de Ejercicio Nutrición

A estas alturas, ya deberías haber tenido varias citas con tu médico y éste debería estar monitoreando tu progreso.

Cuál debe ser tu requerimiento de calorías en el tercer trimestre estará determinado por tu condición. Tu médico te aconsejará si necesitas comer más o menos. Sólo tienes que seguir su consejo.

Ejercicio

En esta etapa la protuberancia del bebé debería estar visible. Puede dificultar la mayoría de los movimientos de ejercicio a la que estas acostumbrada. Sin embargo, todavía podrás caminar o usar la bicicleta estacionaria.

El objetivo es simplemente estar en movimiento. No te concentres en sudar ni en hacer que tu corazón bombee. No

Mí embarazo: secretos y algo más

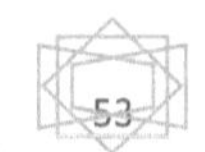

Mí embarazo: secretos y algo más

se trata de la intensidad. Se trata de movimiento. Puedes seguir los mismos ejercicios de entrenamiento de fuerza mencionados durante el segundo trimestre.

Por otra parte, puedes ir a clases de yoga diseñadas específicamente para las mujeres embarazadas. Estas clases a menudo se centran en estirar y también en aliviar la tensión en la espalda, las piernas y el área del cuello.

En el último trimestre, cada movimiento puede ser un esfuerzo. Si sientes que no estás de humor para hacer ejercicio o que es demasiado esfuerzo, puedes tomar un descanso.

 Ser feliz también importa porque si eres feliz, el bebé también lo será.También puedes desear meditar y relajarte para despejar tu mente y desestresarse. Hay un inmenso poder en la mediación.

Mí embarazo: secretos y algo más

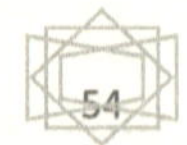

Mí embarazo: secretos y algo más

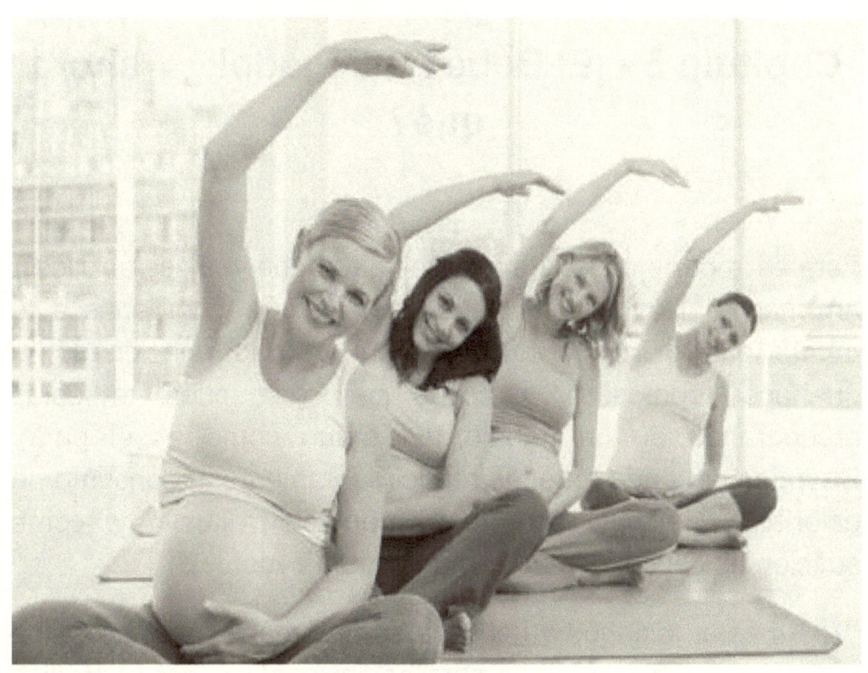

Mí embarazo: secretos y algo más

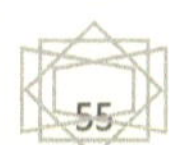

Mí embarazo: secretos y algo más

Capítulo 5 - ¡El Bebé ha llegado! ¿Y ahora qué?

Esta es la parte en la que abrazas a tu bebé y haces arrullos y arrumacos. También es la parte en la que le ordenas a tu pareja que debe de ayudarte en todo lo relacionado al quehacer doméstico y cosas de casa pues te estas recuperando de un trabajo tan arduo como es el parto. Después del parto, puedes reducir lentamente tu consumo de calorías. Continúa con tu alimentación limpia y come suficientes cantidades de alimentos nutritivos.

Vas a estar lactando y necesitarás amamantar a tu hijo. Una vez más, la mejor persona para hablar contigo será tu médico quien te guiara y aclarara las dudas que se generaran en esta etapa.

Mí embarazo: secretos y algo más

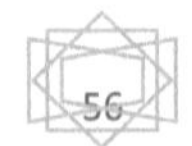

Mí embarazo: secretos y algo más

Por lo general, hay algunos consejos sobre la lactancia materna que debes conocer:

- Dolerá al principio, tus pechos serán sometidos a presión por parte de tu bebe para extraer el preciado alimento

- Hidrata tus pezones con aceite de oliva, esto permitirá que no se agrieten, también puedes usar la misma leche materna pues su contenido oleoso permite que se mantenga bien hidratada el área del pezón y la areola

- Usa sostenes cómodos, durante este periodo tus senos aumentaran de tamaño por la presencia de los senos lactíferos. El sostén debe ser amplio, cómodo y permitir la lactancia

- Bebe mucha agua y mantente hidratada en todo momento, así aseguraras mejorar la producción láctea

- Comer bien y consumir suficientes calorías te mantendrá en un punto de equilibrio nutricional vital para ti y tú bebe.

¿Y ahora qué?

Mí embarazo: secretos y algo más

Mí embarazo: secretos y algo más

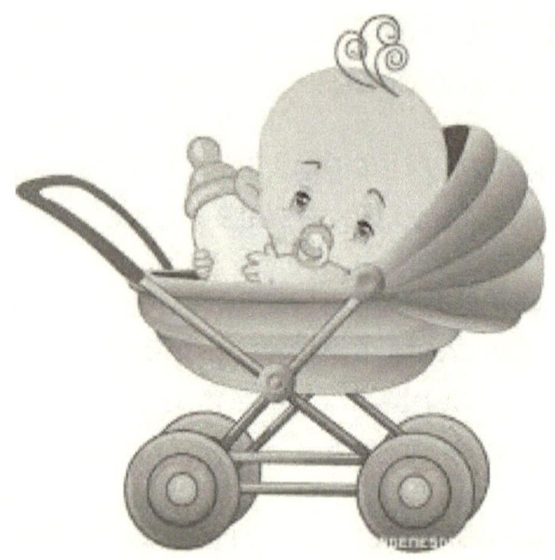

Habrá muchas otras cosas que hacer como nueva mamá. Puedes aprender todo esto de una guía para madres primerizas. Estos están más allá del alcance de este libro que se centra más en la nutrición y el acondicionamiento físico. Lo que nos lleva al siguiente punto.... poner tu cuerpo en forma después del parto.

2 o 3 semanas después de haber dado a luz; estarás lista para comenzar tu programa de ejercicios. Ahora.... y sólo AHORA... empiezas a concentrarte en lograr el cuerpo de tus

Mí embarazo: secretos y algo más

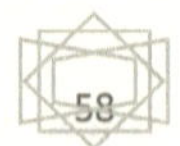

Mí embarazo: secretos y algo más

sueños. Por supuesto, antes de que puedas llegar allí, tendrás que deshacerte del peso.

Una vez más, comprobarás tus necesidades calóricas diarias. Una vez que tengas un número, tendrás como objetivo un déficit de 500 calorías diarias. Este es un número seguro al que apuntar.

No trates de reducir tus calorías demasiado bajo. Esto no acelera los resultados. Esto simplemente estabilizará tu cuerpo e impedirá cualquier progreso adicional.

Ahora que has dado a luz, puedes hacer ejercicio con frecuencia. Sin embargo, hay algunas cosas que debes tener en cuenta.

El cuerpo tarda de seis semanas a tres meses en sanar después del embarazo lo que significa que tu programa de entrenamiento debe ser de bajo impacto. Olvídate de los entrenamientos de HIIT o de las carreras de velocidad. El entrenamiento de bajo impacto es tu mantra.

Mí embarazo: secretos y algo más

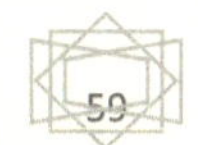

Mí embarazo: secretos y algo más

No te preocupes perderás peso a un ritmo constante. Mientras tu cuerpo tenga un déficit calórico, es inevitable que pierdas peso.

Si caminas dos veces al día con cada sesión de 30 a 45 minutos de duración, te sorprenderás de la cantidad de peso que perderás.

¿Quieres desafiarte a ti mismo? Camina cuesta arriba. ¿Quieres más desafíos? Agrega pesas en los tobillos y camina.

Así es como se hace.

Mientras tu dieta sea limpia y saludable y tengas un déficit calórico diario.... perderás peso.

Muchas mujeres se impacientan y quieren resultados rápidos. La pérdida de peso no es un proceso rápido. No importa si estás embarazada o no.... Perder peso es una tarea cuesta arriba que lleva tiempo.

Mí embarazo: secretos y algo más

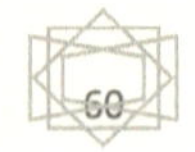

Mí embarazo: secretos y algo más

Nunca te rindas sólo porque creas que te llevará meses para perder todo el peso que has ganado. El tiempo va a pasar de todos modos 8 meses después, todavía estarás donde estás si no haces un esfuerzo activo para cambiar.

Así que, mantente en ello lenta pero seguramente. Toma una foto el primer día y tómala 6 meses después. Te sorprenderás con los resultados.

La mayoría de las mujeres son capaces de recuperar la forma que tenia su cuerpo antes del embarazo en un plazo de seis meses, simplemente haciendo ejercicios cardiovasculares diarios de bajo impacto y manteniendo un déficit calórico.

Si ellos pueden hacerlo, tú también puedes.

Mí embarazo: secretos y algo más

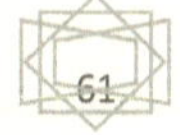

Mi embarazo: secretos y algo más

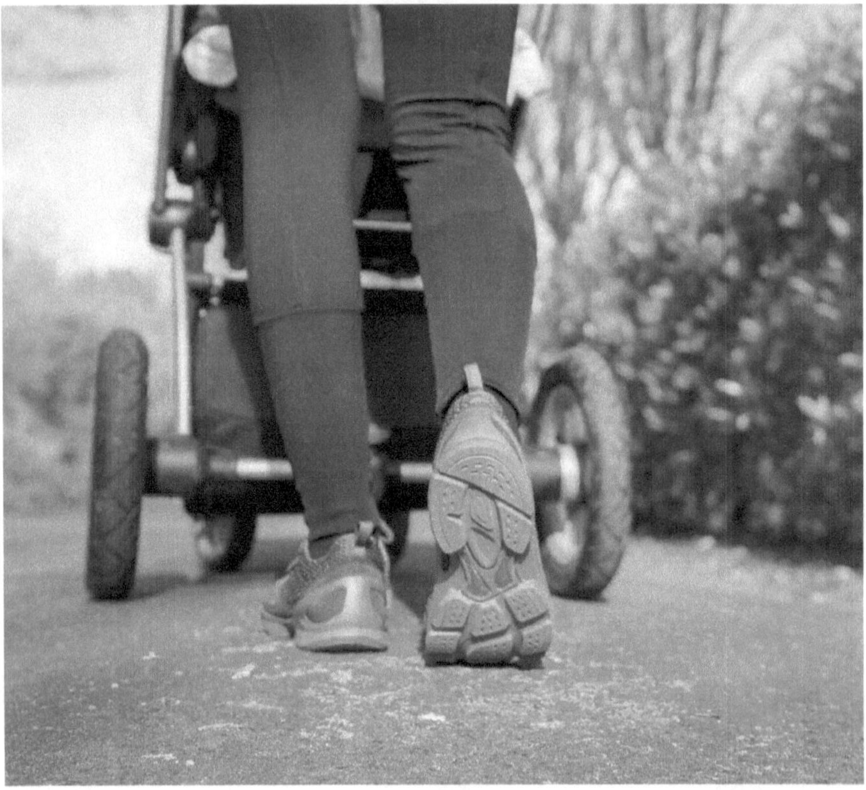

Mi embarazo: secretos y algo más

Capítulo 6 - Cómo llevar su estado físico al siguiente nivel

Después de 6 meses, consulta a tu médico y comprueba si puedes aumentar la intensidad de tu programa de entrenamiento. Una vez que tengas luz verde, es hora de hacer todo lo posible.

Comienza a entrenar con pesas y combina tu entrenamiento de resistencia con sesiones cardiovasculares.

Mantén tus sesiones cardiovasculares cortas pero de alta intensidad. Esto pondrá tu cuerpo en modo de quemar grasa durante horas.

Los principios son los mismos. Déficit calórico y entrenamiento.

Pasar de un estado de forma moderado a un estado de forma excelente es sólo cuestión de intensidad y tiempo.

Mí embarazo: secretos y algo más

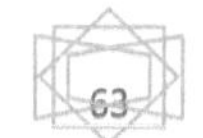

Mí embarazo: secretos y algo más

Cuanto más intensamente entrenes, mejores serán tus resultados. Entrena intensamente durante 3 meses y eso será bueno... pero pasa un año entrenando y tu cuerpo estará fantástico. Cuanto más larga sea la duración, mejor será tu cuerpo.

La mentalidad también es importante.

El nacimiento de un hijo no te condena a vivir la vida con un cuerpo fuera de forma. No es una maldición de toda la vida por ser gordo.

De hecho, no hay nada que te impida obtener el cuerpo que quieres. Lo único que te detiene, eres tú.

Ahora eres madre y tienes todas las razones para ser un ejemplo vivo para tu hijo. Establece una meta de acondicionamiento físico para ti misma.

Mí embarazo: secretos y algo más

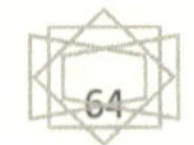

Mí embarazo: secretos y algo más

Esfuérzate por conseguirlo. Mantente enfocada y establece metas pequeñas y mesurables. Alégrate con los pequeños logros y celébralos. La meta final es el resultado de todos los hitos que tú alcanzaste a lo largo del camino.

El tiempo vuela, y antes de que te des cuenta, tendrás el cuerpo que tu corazón desea. Serás la envidia de las otras mujeres.

Probablemente pensarán que tienes buena genética o que te hiciste una liposucción. La gente a menudo sacrifica a otros para que se levanten. Les ayuda a ver más allá de sus propios defectos.

Tú, sin embargo, lo sabrás mejor. Tú sabrás que se requirió esfuerzo, disciplina y determinación. ¿No son estas las cualidades que quieres que tu hijo tenga?

Por supuesto que sí. Ellos aprenderán más observando lo que tu haces que escuchando lo que tu dices. Sé un ejemplo para ellos. Ellos estarán orgullosos de ti... y lo más importante, tú serás una mamá orgullosa... y orgullosa de mamá también.

Mí embarazo: secretos y algo más

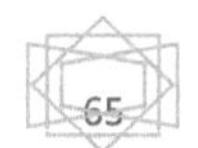

Mi embarazo: secretos y algo más

Eso no tiene precio.

"Sentirse gorda dura nueve meses.... pero la alegría de ser madre dura para siempre."

La autora:

Francy Lezama es Enfermera profesional egresada de la Universidad Surcolombiana en la ciudad de Neiva, con más de 20 años de experiencia en el campo docente y de atención directa a gestantes en programas de promoción y

Mi embarazo: secretos y algo más

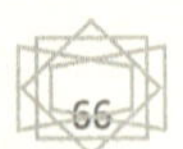

Mí embarazo: secretos y algo más

prevención. Su conocimiento y experiencia están plasmados en esta guía amena cuyo principal objetivo es proveer de información veraz para aclarar dudas que todas las embarazadas tienen sobre los cambios físicos que sufren durante esta etapa de la vida.

Mí embarazo: secretos y algo más

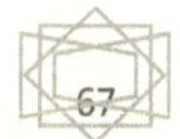

Mí embarazo: secretos y algo más

Mí embarazo: secretos y algo más

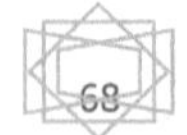